CONTRIBUTION A L'ÉTUDE

DU

TRAITEMENT DES FRACTURES

PAR LA POINTE DE MALGAIGNE

PAR

Julien SAINT-MARTIN,
Docteur en médecine de la Faculté de Paris.

PARIS
A. PARENT, IMPRIMEUR DE LA FACULTE DE MEDECINE
29-31, RUE MONSIEUR-LE PRINCE, 29-31

1879

CONTRIBUTION A L'ÉTUDE

DU

TRAITEMENT DES FRACTURES

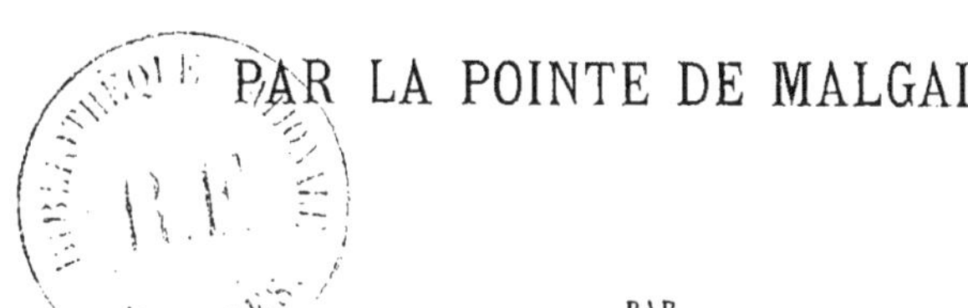

PAR LA POINTE DE MALGAIGNE

PAR

Julien SAINT-MARTIN,
Docteur en médecine de la Faculté de Paris.

PARIS
A. PARENT, IMPRIMEUR DE LA FACULTE DE MEDECINE
29-31, RUE MONSIEUR-LE-PRINCE, 29 31

1879

CONTRIBUTION A L'ÉTUDE

DU TRAITEMENT DES FRACTURES

PAR LA POINTE DE MALGAIGNE

INTRODUCTION.

Plusieurs malades chez lesquels, à l'hôpital Necker, dans le service de M. le Professeur Broca, nous avons observé l'innocuité de la pointe de Malgaique nous ont donné l'idée de rechercher les observations connues. Leur lecture nous a intéressé par les résultats obtenus, et nous avons choisi comme sujet de thèse : « Du traitement des fractures par la pointe de Malgaigne; » non pas que l'emploi de cet instrument soit fréquemment indiqué, mais parce que nous avons acquis la conviction, en présence des résultats obtenus, qu'il est peut-être trop négligé, ou injustement redouté.

Nous laisserons de côté l'étude anatomo-pathologique des fractures pour ne nous occuper d'elles qu'au point de vue de l'application de la pointe de Malgaigne.

Trop heureux si nos faibles efforts pouvaient attirer

l'attention de ceux qui voudront bien la lire, et mériter l'indulgence des maîtres qui doivent la juger.

Nous n'aborderons pas notre sujet sans remercier M. le Professeur Broca pour la grande bienveillance qu'il n'a cessé de nous montrer.

Nous exprimerons notre reconnaissance à nos amis T. Piéchaud et Laurent, internes, pour les observations qu'ils ont bien voulu nous communiquer.

DIVISION DU SUJET.

Dans le chapitre I, nous rechercherons rapidement les cas dans lesquels la pointe de Malgaine a été appliquée et les résultats généraux qu'elle a fournis.

Dans le chapitre II, nous étudierons l'instrument, son mode d'application et son mode d'action.

Le chapitre III contiendra les raisons qui, étant donnés la manière d'être de certaines fractures, et des retards de consolidation, et aussi le mode d'action de la pointe, doivent constituer l'indication et la contre-indication de celle-ci.

Dans le chapitre IV, nous donnerons les observations que nous avons recueillies, et leur interprétation.

Enfin dans le chapitre V, nous donnerons nos conclusions.

CHAPITRE PREMIER.

CAS OU LA POINTE DE MALGAIGNE A ÉTÉ EMPLOYÉE. RÉSULTATS.

Lorsque Malgaigne inventa la pointe qui porte son nom, il se trouvait en face d'une fracture très-oblique du tibia, qu'il n'avait pu maintenir réduite par aucun appareil contentif. Le fragment supérieur faisait saillie sous la peau qui menaçait de se rompre, l'inférieur était profondément situé. « Ni l'extension, dit Malgaigne (1), ni la demi-flexion, ni le décubitus de la jambe sur le côté, ni l'élévation du talon et du membre, comme dans les fractures de la rotule, ni l'extension permanente, ne purent, même avec une forte pression, réduire le fragment qui faisait saillie. » Les cravates de Mayor, après deux jours d'application, produisirent des traces de gangrène. Un appareil plâtré fut appliqué et la réduction maintenue pendant la dessication ; mais dès le lendemain, le tibia réagissant contre la pression du plâtre, avait excorié la peau dont il menaçait la vitalité. Seul, un moyen puissant qui ne s'exerçât pas par l'intermédiaire de la peau apparut à Malgaigne comme pouvant réduire et maintenir réduite cette fracture. Il inventa(2) « un appareil consistant en un demi-cercle de fer passant sur la

(1) Recherches historiques et pratiques sur les appareils employés dans le traitement des fractures, p. 113. Thèse de concours, 1841.

(2) Malgaigne, Journal de chirurgie, 1843.

jambe, et retenu par une courroie qui passait sous la planchette du plan incliné, du centre de l'arcade descendait une vis aiguë que j'enfonçai à travers la peau dans le tibia. Or, même avec ce moyen, je ne pus arriver à une réduction complète, mais je fis disparaître la saillie sous-cutanée et je sauvai mon malade d'une perforation de la peau qui m'aurait probablement obligé à réséquer le tibia. » Malgaigne laissa la pointe appliquée 12 jours, et il n'y eut, dit-il, « ni carie, ni nécrose, ni gonflement du périoste ou de l'os, point de suppuration des parties molles ; le seul inconvénient fut la douleur et une escharre déterminée par la pression du talon. »

Mais cette façon si simple de maintenir les fragments était tellement éloignée des modes ordinaires, et si peu d'accord avec les théories et les idées d'alors, que si quelques-uns furent séduits, beaucoup restèrent dans le doute, même parmi les médecins les plus distingués, et les plus honorables. Comment ne pas craindre que la présence d'un corps étranger dans les tissus, au voisinage d'une fracture, ne produisît une inflammation qui s'ajoutât à celle de la fracture pour en augmenter la gravité ?

Un mémoire de Malgaine publiant deux observations (Journal de chirurgie 1843), un travail de M. Davasse (Archives générales de médecine, 1846), en publiant cinq autres également favorables, ne parurent pas suffisants pour lever tous les doutes ; ainsi Nélaton dans son Traité de pathologie chirurgicale, t. I, p. 80, dit : « Espérons que des faits nouveaux viendront, en nous montrant la parfaite innocuité de ce moyen, dissiper les craintes qui existent encore dans quelques esprits. »

Depuis les observations se sont répétées, et celles qui

ont été publiées, soit dans des thèses inaugurales (1), soit dans les travaux de Roux (2), Ollier, Lucas-Championnière (3), etc., nous montrent des chirurgiens tels que Malgaigne, Gosselin, Broca, Roux, Ollier, Lefort, Terrillon, etc., obtenant des succès incontestables par l'application de la pointe dans des cas divers ; et des auteurs, tels que Follin, Jamin, etc., qui se sont occupés de la question des fractures lui ont consacré des passages favorables.

Le chiffre des observations publiées, les nôtres comprises, est de 52 (4) parmi lesquelles :

38 fractures obliques dont 26 simples et 12 compliquées.

5 fractures transversales avec déplacement angulaire ou suivant l'épaisseur, dont 3 simples et 2 compliquées.

3 luxations du pied en avant.

6 retards de consolidation, ou pseudarthroses à leur début,

Nous devons ajouter que M. Ollier, dans une commu-

(1) Labordette, 1851; Arrachart, 1856; Dubreuil, 1858; Feyfaut, 1859; Béranger-Féraud, 1864; Clédou, 1868; Montpellier, janvier 1877.

(2) Gazette médicale, 1858.

(3) Journal de médecine et de chirurgie pratiques.

(4) Malgaigne en a publié 2; Davasse, Archives générales de médecine, 1846, 5; Labordette, 1851, thèse Paris, 7; Arrachart, 1856, thèse Paris, 7; Roux, 1858, Gazette médicale, 2; Freyfaut, 1859, thèse Paris, 3; Bérenger-Féraud, 1864, thèse Paris, 2; Clédou, 1868, thèse Montpellier, 6; Gazette des hôpitaux, 1858, 1; Journal de médecine et de chirurgie pratiques, 1868, 2; Janvier, 1877, thèse Paris, 6; inédites, 7.

nication faite à la Société de Chirurgie, dit avoir traité par la pointe plusieurs fractures de la clavicule avec déplacement.

Rigault, de Strasbourg(1), a aussi traité par la pointe quatre fractures de l'olécrâne, et trois fractures de la rotule, mais aucune de ces observations n'a été publiée. Les chirurgiens, dans ces diverses applications, n'ont eu, en général, recours à la pointe qu'après avoir éprouvé l'inefficacité des moyens ordinaires.

Dans les cas de fractures obliques simples, la vis a toujours réduit le déplacement d'une manière complète ou suffisamment complète, assuré l'immobilité du membre et obtenu la consolidation, ordinairement en deux mois et parfois même en quarante jours.

La pointe n'a pas été moins efficace dans les fractures obliques compliquées de plaies, car, outre qu'elle a éloigné, par la réduction immédiate et définitive du déplacement et l'immobilisation du membre, les accidents inhérents à toute fracture compliquée, elle a permis de panser les plaies sans déranger la coaptation. Tel le cas rapporté dans la thèse de M. Rioms, 1868, et que je résume ici : Une femme âgée de 74 ans avait eu la jambe fracturée par une roue de voiture qui avait fait une large plaie sur le côté externe, depuis le tiers supérieur jusqu'à la malléole externe. Le membre est placé dans un appareil de Scultet ; quinze jours après abondante suppuration du côté externe, vaste eschare en partie détachée, et soulevée en différents points par un pus d'une extrême fétidité. On enleva plusieurs lambeaux sphacélés ; le membre fut placé dans une gouttière, et la plaie

(1) Cabanié. Thèse Paris, 1871.

pansée au coaltar. Mais le déplacement augmenta au point de rendre la perforation de la peau imminente. M. Broca appliqua la pointe pendant seize jours. Il n'y eut autour de la pointe ni rougeur, ni gonflement; mais il fallut la resserrer quatre fois au fur et à mesure du dégorgement des tissus et chaque fois elle calma des douleurs que faisait apparaître la cessation de l'exacte coaptation des fragments. Lorsqu'on enleva la pointe le cal était assez solide pour attendre la consolidation.

La pointe était assurément le seul appareil qui, tout en maintenant la coaptation et l'immobilité, pouvait permettre le pansement d'une si vaste plaie.

Les fractures obliques compliquées de plaie ont presque toujours guéri en trois mois, et dans un cas où la plaie était étroite et de un centimétre de long, la consolidation a été obtenue en 52 jours; une autre plus petite en 46 jours. Elles ont donné deux cas de mort sur lesquels nous reviendrons plus loin.

Dans les fractures transversales simples avec déplacement angulaire où, suivant l'épaisseur, on a pu obtenir une réduction suffisante pour éviter la perforation de la peau qui était plus ou moins imminente et obtenir la consolidation. Nous citerons, à ce propos, le cas d'un malade atteint, au tiers inférieur de la jambe, de fracture transversale avec déplacement en avant du fragment inférieur, esquilles sous-cutanées et contracture des muscles postérieurs, auquel M. Gosselin (Pitié, salle Saint-Louis, lit 13, 1866), après s'être vainement adressé à l'extension, appliqua la pointe de Malgaigne. Une réduction suffisante fut obtenue et avec elle la consolidation.

Pareille réduction a été obtenue dans les fractures transversales avec déplacement suivant l'épaisseur, et compliquées.

Dans les trois cas où la pointe a été appliquée pour réduire et maintenir réduite la luxation du pied, Malgaigne a obtenu deux fois la guérison complète ; le troisième malade quitta l'hôpital trop tôt pour que la pointe eût le temps de donner un succès qui déjà s'était annoncé.

Dans les retards de consolidation, la pointe a été appliquée assez rarement, et le nombre des observations publiées est assez restreint. La première application publiée appartient à Malgaigne, elle est dans la thèse de Feyfant, 1859. En voici la substance :

D..., 33 ans, présente une fracture oblique simple du tibia, la pointe du fragment dévié soulève peu la peau ; double plan incliné avec coussins et atelles latérales. Après 54 jours, Malgaigne ne trouve pas de consolidation : addition de coussins postérieurs pour relever le pied. 27 jours après, la consolidation est fort incomplète : pointe pendant 16 jours ; la consolidation est obtenue.

En 1867, M. Ollier communiquait à la Société de chirurgie un cas de fracture de cuisse datant de plus de 4 mois, le fragment supérieur dévié, étant senti en avant et en dehors complètement mobile au milieu des fibres musculaires du triceps, dont il avait amené la consolidation par l'application de la pointe de Malgaigne sur le fragment dévié, immobilisant ainsi les fragments l'un contre l'autre. L'application avait duré un mois. Depuis, M. Ollier a appliqué la pointe dans un cas semblable et et a obtenu le même résultat.

Nous savons que M. Broca avait longtemps avant cette époque appliqué la pointe au traitement des fractures en retard de consolidation; et que, dans ces derniers temps, il a obtenu la guérison de deux retards de consolidation du cubitus, par une application, qui, dans un cas, n'avait duré que cinq jours.

M. Lefort, à l'hôpital Beaujon, 1876, après avoir traité pendant cinq mois et dix jours une fracture très-oblique du tibia, siégeant au tiers inférieur, par l'appareil de Scultet, sans obtenir la consolidation, appliqua la pointe de Malgaigne, cinq centimètres au-dessus de la fracture, et l'enlevant après 25 jours, trouva une consolidation à peu près complète.

Dans notre observation n° VI, M. le professeur Broca, et dans notre observation n° VII, M. Marchand, qui remplaçait M. le professeur Trélat ont appliqué la pointe des fractures du tibia non-consolidées et datant, la première de cinq mois moins dix jours, la deuxième de quatre mois et neuf jours. L'application a été faite sur le lieu même de la fracture et a duré dans le premier cas 21 jours et dans le second 18 jours. La pointe fut bien supportée dans les deux cas et lorsqu'on l'enleva les fragments furent trouvés adhérents. Les membres laissés dans une gouttière, à l'air et à la lumière, la consolidation se compléta rapidement.

Du reste, dans toutes les applications que nous avons examinées il en a été de même : la pointe enlevée, on a trouvé la consolidation ou tout au moins une adhérence des fragments qui permettait de l'obtenir rapidement.

Dans presque tous les cas de fracture simple, la pointe n'a été appliquée qu'après la cessation des accidents inflammatoires, c'est-à-dire après 10 à 15 jours et la durée de l'application a été de 15 à 25 jours.

Dans les fractures compliquées l'application de la pointe a souvent été faite dès les premiers jours de la fracture, et même dès le lendemain, et elle a duré de 3 à 5 semaines et même plus.

La pointe, en son application, s'est montrée à peu près constamment innocente ; ainsi dans un cas cité par Labordette elle a pu rester en place 45 jours sans amener d'accident ; et Roux (*Gazette médicale*, 1858) publie un cas où il a enfoncé la pointe à travers des tissus qui avaient suppuré et encore enflammés, l'a laissée en place 17 jours et n'a pas vu d'inflammation notable se développer autour d'elle.

Les accidents que la pointe a entraînés ont été insignifiants : deux fois elle a glissé, parfois le pas de vis étant trop allongé, elle a été repoussée par le tibia : accidents légers dont on trouva vite la cause dans l'imperfection de l'application, et du pas de vis, et qui depuis ne se sont plus reproduits. Nous reviendrons sur les accidents lorsque nous étudierons le mode d'action de la pointe.

Malgaigne avait observé la production, sur le point précis de la lame osseuse où la pointe avait porté, d'un petit tubercule peu sensible à la pression et qui n'avait pas encore disparu dix-huit mois plus tard.

Notre observation III présente aussi, sous une cicatrice noirâtre, un petit tubercule peu sensible, et notre observation I présente sous une cicatrice rougeâtre et adhérente à l'os, une petite plaque lenticulaire de cinq à six millimètres de diamètre et de deux d'épaisseur en son centre.

Presque jamais il n'y a eu ni raccourcissement ni déformation. Cependant les malades des observations I, VI, VII ont présenté, le premier dix-huit millimètres, le second quinze, le troisième dix de raccourcissement.

Parfois, la pointe enlevée, le fragment réduit s'est dévié encore un peu et a présenté une légère saillie de un ou deux millimètres, mais qui n'a point entravé la prompte consolidation des fragments, ainsi que nous l'avons vu dans nos observations IV et V.

Dans trois cas, l'application de la pointe a été suivie de mort. Dans les deux premiers, rapportés, l'un par Labordette (1), l'autre par Dubreuil (2), les fractures étaient obliques, compliquées, et les malades ont été indociles. La pointe a amené une certaine inflammation autour d'elle, et à l'autopsie on a trouvé, dans le premier cas, autour du point d'implantation, la surface du tibia blanche, comme nécrosée dans une étendue de un centimètre et entourée d'un cercle rouge creusé de sillons profonds, et dans le second, le périoste décollé dans une petite étendue, mais la lame osseuse ne présentant ni ostéite, ni carie ou nécrose ; et on ne peut d'aucune façon accuser la pointe d'avoir amené la mort.

Dans le troisième cas de mort rapporté par M. Irr (3), la fracture était transversale avec déplacement suivant l'épaisseur et compliquée de plaie; la pointe appliquée dès le quatrième jour, a produit rapidement l'inflammation des tissus qu'elle avait pénétrés, amenant autour d'elle une eschare, des ulcères et la mise à nu de l'os, avec une très-abondante suppuration. Mais la pointe retirée après dix jours, les accidents ne se calmèrent pas, et la mort survint 14 jours plus tard. Le malade mourut de pyohémie. A l'autopsie on trouva que la pointe avait pénétré jusque dans l'os, provoquant au-

(1) Thèse Paris, 1851.
(2) Thèse Paris, 1858.
(3) Thèse inaugurale, Paris, 1877.

tour d'elle de l'ostéite raréfiante. Les fragments étaient dénudés; l'épiphyse supérieure du tibia était atteinte d'ostéite, et l'articulation du genou d'arthrite pyohémique.

En résumé la pointe de Malgaigne a été employée :

1° Pour réduire et maintenir réduites, immobiles certaines fractures, (presque toujours des fractures obliques du tibia), pour la réduction et la contention desquelles les moyens ordinaires avaient échoué.

2° Pour immobiliser et exciter les fragments dans les retards de considation.

Les résultats obtenus ont été satisfaisants dans les deux cas. Les légers accidents qui ont quelquefois accompagné l'application de la pointe dans les fractures irréductibles, et le cas de mort qu'on peut lui attribuer, n'empêchent point, étant donnée la gravité ordinaire des fractures contre lesquelles elle a été faite, de porter un tel jugement.

Dans les cas de retard de consolidations, les avantages de la pointe sont indicustables.

CHAPITRE II

DESCRIPTION, MODE D'APPLICATION, MODE D'ACTION.

1° *Description.* — L'appareil à vis, tel que nous l'avons vu employer par M. Broca, n'est autre que l'appareil primitif modifié par Malgaigne lui-même. Il se compose d'une lame d'acier flexible, formant un demi-cercle qui peut embrasser les trois quarts antérieurs de la jambe à une distance de deux à trois centimètres en tout point. Chaque extrémité de la lame est percée d'une mortaise horizontale. Un fort ruban de soie ou de coutil, solidement fixé à l'une des extrémités, traverse les mortaises et est fixé à l'autre extrémité par une boucle. La lame est percée dans sa portion centrale, et dans les deux tiers de son étendue, d'une rainure dans laquelle glisse un écrou mobile, que l'on fixe à l'aide d'une vis de pression, et par le centre duquel passe une vis à oreille, longue de dix centimètres, munie d'un pas serré et dont l'extrémité est terminée par une pointe aigüe.

Plus tard Jules Roux substitua à la rainure de la lame une série de vingt trous équidistants et accommoda la pointe à son appareil polydactyle. Dans un cas de fracture compliquée de plaie, il n'employa même que la moitié de l'arc, afin de faciliter le pansement de la plaie.

M. Ollier, de Lyon, modifiant aussi l'appareil de Malgaigne n'en a conservé que la pointe dont il a fait éffiler le bout ; il a remplacé l'arc métallique par une charpente rectangulaise assez complexe portant des trous équidistants, et qui, selon lui, permet à la pointe de se mouvoir dans tous les sens.

Le système le plus généralementemployé aujourd'hui n'est autre que celui de Malgaigne, auquel on adapte la vis effilée de M. Ollier.

Nous l'avons vu employer par M. Broca et par M. Peyrot ; et c'est celui auquel nous accordons une préférence absolue : il permet, l'arc métallique étant fixé une fois pour toutes, de choisir sur la lame le point qui paraît le mieux convenir à la direction que l'on veut donner à la pointe, et ne gêne aucunement le pansement des plaies.

2° *Mode d'application.* — Lorsqu'on a jugé l'application de la pointe de Malgaigne nécessaire, il faut placer le membre dans une gouttière en fil de fer, garnie intérieurement d'une alèze et de ouate, afin de l'immobiliser autant que possible par les côtés.

Puis après avoir bien soutenu, avec de la ouate, le tendon d'Achille, afin d'empêcher une trop forte compression sur le talon, on fixe le pied à l'aide de plusieurs circulaires de diachylon. Toute la partie antérieure de la jambe reste ainsi à découvert, ce qui permet de surveiller la fracture et au besoin de panser les plaies, le membre restant dans de bonnes conditions de nutrition.

On dispose alors l'appareil en regard du point ou l'on veut enfoncer la pointe, et après avoir fait remonter la vis dans l'écrou, afin de ne pas blesser la peau, on passe la courroie au-dessous de la gouttière, l'arc embrassant la partie antérieure de la jambe et on serre sur la boucle, au degré qui paraît le plus convenable pour assurer l'immobilité de l'appareil autour de la gouttière.

On fait alors glisser l'écrou mobile sur le point de la rainure qui correspond le mieux à la direction que l'on veut donner à la pointe, on le fixe, et on tourne la vis.

La pointe doit être appliquée sur le fragment dévié, à une distance plus ou moins grande du foyer de la fracture ; nous y reviendrons plus loin.

On doit faire pénétrer résolument la pointe à travers les tissus jusque sur l'os ; et alors, ainsi que le pratique M. Broca, il n'est point nécessaire d'enfoncer la vis jusqu'à ce que la réduction complète ait été obtenue, car l'immobilité des fragments et du membre, désormais assurée, amènera rapidement la résolution musculaire, et l'élasticité de la lame continuant d'agir, la réduction se complètera d'elle même.

Malgaigne avant d'appliquer la pointe plaçait le membre sur un plan incliné.

Richard le plaçait dans un appareil inamovible fenêtré.

M. Broca le place dans une gouttière en fil de fer, afin de le laisser le plus possible à l'air et lui assurer ainsi les conditions les plus favorables de respiration cutanée, de circulation et par conséquent de nutrition.

M. Lefort agit comme M. Broca, mais place la gouttière dans un appareil suspendu, afin que les mouvements inconsidérés du malade ne puissent en aucun cas déranger la coaptation.

3° *Mode d'action.* — Le mode d'action comprend l'action mécanique et les phénomènes consécutifs à l'application.

A. Action mécanique : La pointe pousse devant elle la peau, la déprime, l'enroule, l'écrase sur le fragment non dévié, puis repousse celui-ci.

La pointe ne pénètre pas l'os sur lequel elle est appliquée ; Malgaigne l'avait affirmé, et M. Labordette (1) rapporte un cas, à l'autopsie duquel Malgaigne trouva au lieu précis d'implantation de la pointe un petit trou pouvant admettre la pointe d'une épingle. De son côté, M. le professeur Broca, à l'hôpital Saint-Antoine, a fait l'autopsie d'un malade atteint de fracture compliquée de plaie, chez lequel la pointe a été appliquée après le début

(1) Labordette, Thèse Paris, 1851.

évident de l'infection purulente, et malgré une forte pression, la lame osseuse ne présentait pas un trou plus grand que celui observé par Malgaigne.

Dans dotre observation n° II, la pointe a été appliquée sur une portion d'os mort, et lorsque celui-ci est tombé ou a, avec peine, retrouvé le petit trou produit par la pointe.

B. Phénomènes consécutifs : La pénétration de la pointe à travers les tissus produit une douleur vive, mais qui disparaît au bout de quelques minutes, pour se remontrer après 12 ou 15 heures. Rarement, alors, elle se fait sentir dans le lieu d'implantation de la pointe ; elle paraît siéger vers les malléoles, du moins le plus souvent, ou dans la fracture, le mollet, ou le talon ; mais dans ce dernier cas, les deux fois où on l'y avait constatée, on a trouvé, lorsqu'on a enlevé l'appareil, une petite escharre due à la trop forte compression que le talon avait subie. Cette douleur dure de quelques heures à deux ou trois jours, comme dans notre observation n° VI où elle a duré trois jours, et peut être assez violente pour empêcher le sommeil pendant la première nuit, comme dans notre observation n° V ; mais elle disparaît rapidement pour faire place à une indolence presque toujours complète. Il est cependant quelques cas, comme celui de notre observation n° III, où cette douleur ne se présente pas.

La pointe amène une irritation locale légère, incapable de produire une inflammation franche, et n'entraînant du moins dans le plus grand nombre des cas, aucune réaction générale. La peau reste déprimée, enroulée autour de la pointe, et ce n'est qu'au bout de dix ou quinze jours qu'elle se relève lentement.

Dans la plupart des observations elle est restée saine autour de la pointe tout le temps qu'en a duré l'application comme chez les malades de nos observations III, IV et VI. Cependant il est assez fréquent de voir, après quelques jours, la peau, autour de la pointe, présenter une teinte rosée, et un petit liséré ulcéré se produire pendant que la peau se relève, ainsi que dans nos observations III, V et VII.

Très-rarement on voit le petit liséré ulcéré qui entoure la pointe prendre des proportions plus considérables,. et former autour de celle-ci une ulcération plus ou moins profonde, et de 1 à 3 ou 4 millimètres de large ; ainsi, chez notre malade de l'observation I, l'ulcération circulaire, lorsqu'on enleva la pointe, avait une largeur de 2 millimètres.

Dans un cas seulement, il s'est formé autour de la pointe un petit abcès d'où est sorti une petite cuillerée de pus.

La pointe retirée, la petite plaie laissée par elle a toujours été rapidement cicatrisée, et cette cicatrice, presque constamment noirâtre, quelquefois rougeâtre comme dans notre observation I, peut rester adhérente à l'os, ainsi que dans la même observation.

CHAPITRE III

INDICATIONS ET CONTRE-INDICATIONS.

Nous avons vu, en étudiant ses modes d'action, que la pointe appliquée sur un fragment dévié :

1° Le réduisait avec une puissance supérieure à celles des moyens ordinaires.

2° Le maintenait réduit et immobile sur le fragment non dévié, tout en laissant le membre à l'air, ce qui permettait de surveiller la fracture et au besoin de panser les plaies ;

3° Excitait, en général très-légèrement, les tissus qu'elle pénétrait.

Nous connaissons aussi la marche ordinaire de cette excitation des tissus, ainsi que les accidents qui peuvent la suivre.

De ces connaissances vont découler les indications et les contre-indications de la pointe de Malgaigne, d'une part dans certaines fractures, d'autre part dans les retards de consolidation.

1° *Dans certaines fractures.* — Rappelons d'abord que toute fracture présente trois indications à remplir :

1° Réduire la fracture ;

2° La maintenir réduite et immobile jusqu'à la formation et la consolidation du cal ;

3° Prévenir et combattre les accidents locaux et généraux.

Le traitement général présente aussi des indications importantes. L'air et la lumière dans lesquels se trouvent placés le malade et le membre exercent une influence réelle sur la consolidation.

Une certaine pression des fragments l'un sur l'autre, suivant A. Cooper, et Malgaigne pense de même, aurait la même influence.

La réduction et la contention, en général très-faciles à obtenir, présentent dans quelques cas de fracture, et surtout dans les fractures obliques du tibia dites irréductibles, des difficultés insurmontables par les moyens ordinaires.

Ces dernières (et nous resterons à leur seul point de vue, les raisons qui demandent l'application de la pointe de Malgaigne, étant les mêmes pour toute fracture), généralement de cause indirecte, sont situées presque toujours à l'union du tiers inférieur avec le tiers moyen, souvent un peu plus bas, parfois un peu plus haut. Les difficultés de leur réduction et de leur contention tiennent à l'obliquité de la fracture et à la contraction musculaire. L'obliquité, généralement en bas, en dedans et un peu en avant, peut cependant affecter tous les sens ; et si ordinairement l'angle de la fracture est de 45 degrés, il peut être ou plus grand, ou beaucoup plus petit, et dans ce dernier cas la fracture est dite en bec de flûte ; on l'a vue atteindre 9 centimètres de longueur.

Dans ces cas les dentelures de la fracture sont nulles ou très-petites, les fragments glissent constamment l'un sur l'autre, et s'écartent d'autant plus que les actions musculaires qui les sollicitent (d'une part muscles rotuliens, de l'autre muscles du tendon d'Achille) sont plus considérables.

L'obliquité et la contraction musculaire sont les deux facteurs du chevauchement, et partant de l'irréductibilité.

Parfois la difficulté de la réduction est encore aggravée par la contracture musculaire, et ceci plus fréquemment dans les fractures compliquées que dans les fractures simples. Dans quelques cas la réduction est tellement difficile que Laugier avait cru devoir proposer la section du tendon d'Achille comme le seul moyen de pouvoir vaincre les résistances musculaires qui empêchent la réduction.

Dans ces circonstances, si la fracture est simple, la

peau est toujours, à un délai plus ou moins rapproché, menacée de perforation par le fragment dévié, et il faut conjurer ce danger promptement ; si elle est compliquée, le danger est plus grand par suite du contact de l'air avec le foyer de la fracture, et de ses conséquences, fusées purulentes, etc.

Parfois encore on a pu réduire une fracture dans les premiers jours et au bout de quelque temps, soit par suite de l'indocilité du malade ou autrement; on trouve, quand on défait l'appareil dans lequel on l'avait enfermée, le déplacement reproduit et les difficultés de la réduction et de la contention deviennent considérables.

Dans le plus grand nombre de ces fractures, la réduction peut être obtenue par les moyens ordinaires, mais la contention, pour résister à l'action musculaire qui tend à reproduire le déplacement, est à ce point considérable, que si elle prend son point d'appui sur la peau, pour si largement que ce soit, elle en entraîne rapidement la mortification.

Dans ces circonstances, et aussi dans les fractures transversales avec déplacement suivant l'épaisseur, ou angulaire, en un mot dans tous les cas où un agent propulseur puissant sera nécessaire pour réduire et pour maintenir réduit un déplacement, la pointe, lorsque les moyens ordinaires auront échoué, sera indiquée comme moyen suprême.

L'application de la pointe devant être maintenue le temps nécessaire pour atteindre une adhérence suffisante des fragments, sa durée sera d'autant plus longue, qu'elle aura dû être faite plus tôt : 15 à 20 jours en moyenne.

Si légère que soit, en général, l'irritation que la pointe de Malgaigne produit dans les tissus, elle sera contre-indiquée lorsqu'il y aura tendance à un état inflammatoire considérable, ou qu'il sera manifeste que le malade a une constitution qui engendrera facilement le pus, quoi qu'on fasse pour l'empêcher.

Dernièrement, dans un cas de fracture de la jambe où la pointe de Malgaigne était indiquée, M. Broca a employé, malgré le peu de hauteur du fragment inférieur, à peine quatre travers de doigt, l'extension continue par la méthode américaine.

Voici succintement l'observation que notre ami Laurent, interne du service, nous a communiqué.

Villemain, 41 ans, maréchal, entre à l'hôpital Necker, salle Saint-Pierre, lit 27, le 21 avril 1879.

Cet homme a fait une chute de terre à terre, dans laquelle, son pied gauche ayant glissé, il est tombé à la renverse sur sa jambe droite qui a été tordue.

Appareil de Scultet jusqu'au 4 mai. A ce moment, le fragment supérieur forme une saillie assez notable, mais qui ne menace pas encore la vitalité de la peau. Il y a un raccourcissement de 6 centimètres. Le chevauchement des deux fragments, favorisé par l'obliquité de la fracture, constitue à la fois le raccourcissement et la saillie du fragment supérieur, ce qui décide M. Broca à appliquer l'extension continue. Pratiquée par deux aides, l'extension amène la réduction du fragment supé rieur et une bonne coaptation.

Se fondant sur la mobilité de la peau, M. Broca applique les bandelettes de diachylon jusque sur le tiers supérieur de la jambe, et place un bracelet sur le cou-de-pied.

Séance tenante, le raccourcissement, sous une traction évaluée à 6 ou 7 kilos, est réduit de 45 millimètres.

L'extension est très-bien supportée ; la réduction est parfaite.

Le 15 mai, une ulcération qui s'est produite au pli de l'aine oblige à terminer l'extension, mais les fragments sont adhérents. Le membre est placé dans une gouttière et la consolidation se termine rapidement.

Nous voyons dans cette observation, que, malgré la faible surface présentée aux bandelettes agglutinatives par le pied et la partie inférieure de la jambe, l'adhérence avec la peau a permis de réaliser la force d'extension nécessaire.

Ce résultat obtenu par M. Broca, si de nouveaux essais le confirment, enlevera à la pointe de Malgaigne son indication dans les fractures irréductibles. Tout au moins devra-t-on, avant de recourir à la pointe, essayer d'abord l'extension continue par la méthode américaine.

Mais la pointe restera indiquée lorsque la peau du pied ou du bas de la jambe présentera, par suite du traumatisme ou de phlyctènes, une surface suppurante qui ne permettra point l'application des bandelettes.

Elle restera encore indiquée chez les sujets qui ont la peau très-sensible et chez lesquels l'application du diachylon amène rapidement de l'érythème.

2° *Dans les retards de consolidation.* — Les retards de consolidation constituent un état transitoire par lequel passent certaines fractures pour aboutir soit à la consolidation, soit à la pseudarthrose.

La limite qui sépare le retard de la consolidation de la pseudarthrose est très-difficile à préciser.

Bonnet (Gazette médicale, 1833) soutient que la pseudarthrose débute après le quatrième mois.

Malgaigne croit qu'il est bien difficile d'établir de distinction avant cinq ou six mois écoulés, et il attache une grande importance à la douleur que les mouvements développent dans les retards de consolidation, et non dans les pseudarthroses.

Legouest (Chirurgie d'armée, p. 680) dit : « Nous avons vu après la guerre d'Orient deux fractures du fémur qui n'étaient pas consolidées, l'une après quinze mois, l'autre après dix-huit. Toutes deux guérirent néanmoins. La dernière se consolida au moment même, où, croyant à une pseudarthrose, nous étions sur le point de pratiquer une opération curative de cette affection. »

Lenoir pense que la disposition des fragments doit être souvent suffisante pour expliquer l'époque si variable à laquelle la pseudarthrose peut débuter.

Mais étant donné le but de notre travail, la délimitation précise importe peu, les indications à remplir étant les mêmes dans les deux cas et ne différant que par la gravité plus grande des moyens dirigés contre les pseudarthroses.

Du reste, les causes qui produisent le retard de la consolidation amènent aussi la pseudarthrose ; elles se divisent en générales et locales.

Comme causes générales on a cité la syphilis, le scorbut, l'érysipèle, le rachitisme, le cancer, la grossesse, l'allaitement, l'anémie, les fièvres graves, le ramollissement du cal, par certaines eaux minérales, les tubercules, la scrofule, la fièvre typhoïde, la vieillesse, etc.

Les causes locales qui ont été invoquées sont peut-être plus nombreuses ; nous citerons : la paralysie du membre, les obstacles à la circulation, les phlegmasies aiguës, l'obliquité des fragments, leur écartement, leur mobilité, la présence d'esquilles ou de fibres musculaires interposées, le défaut de nutrition, la suppuration dans les fractures compliquées, l'application prématurée ou trop longtemps prolongée de bandages, les bandages trop serrés, les appareils contentifs imperméables, l'exercice prématuré, les topiques émollients trop longtemps prolongés, le scorbut local. Le sang épanché en trop grande quantité dans le foyer de la fracture serait, selon Cruveilhier, un obstacle à la consolidation.

Parmi ces causes, l'écartement des fragments, selon Malgaigne, s'observe le plus souvent; il amène un cal cartilagineux que l'ossification n'envahit pas. En second lieu vient l'anémie locale, l'affaiblissement de la vitalité des tissus, soit par suite de l'âge, de maladies antérieures, de faiblesse constitutionnelle spéciale, etc..., soit, ce qui est peut-être plus fréquent, par suite de l'application de bandages trop compressifs ou imperméables. La faiblesse de la vitalité du membre se rencontre, quoique à un degré plus ou moins considérable, dans tous les retards de consolidation.

« Il n'est pas de chirurgien, dit Malgaigne, qui, examinant une fracture de la jambe du trente-cinquième au quarantième jour, et trouvant encore les fragments mobiles, n'ait été frappé de l'émaciation des chairs, de l'aspect écailleux et mat de l'épiderme. »

J. Cloquet, à propos des causes de l'anémie locale, s'exprime ainsi : « Le membre fracturé renfermé dans un appareil qui le soustrait au contact de l'air et de la lumière éprouve une espèce d'étiolement ; il se décolore, devient flasque et quelquefois légèrement infiltré, de sorte que les fluides lymphatiques semblent y prédominer. Ces changements sont bien plus remarquables dans les fractures des membres inférieurs que dans celles des supérieurs. Les premiers, en effet, plus éloignés du centre de la circulation, jouissent de moins d'énergie, et la formation de leurs cals est sensiblement plus tardive. »

Et de son temps, cependant, on n'appliquait de bandages qu'après la cessation des accidents inflammatoires et on les renouvelait fréquemment.

On observe souvent, dans le voisinage des fractures non consolidées, des taches ecchymotiques que Cloquet avait appelées scorbut local, et auxquelles on a attribué le retard de la consolidation.

Nous avons entendu M. Broca, dans une de ses leçons cliniques, rejeter avec raison cette fausse dénomination et soutenir que ces taches ne sont qu'un accident local concomitant provoqué par la rupture d'artérioles dont les parois dépourvues de vitalité se laissent rompre sous l'impulsion du cœur qui reste toujours la même, et qu'elles ne sont point liées à une intoxication générale comme dans le scorbut. Il s'élevait, en outre, contre la tendance qu'ont, alors, certains chirurgiens à vouloir lutter contre le défaut de consolidation par l'immobilité dans des appareils contentifs et imperméables qui aggravent le mal au lieu de le combattre. La consolidation ne s'opère pas :

1° Parce que le malade a généralement une constitution qui enlève aux tissus le degré de vitalité nécessaire à la formation du cal ;

2° Parce que le cal cartilagineux, qui unit les fragments, est privé de vitalité, soit par dégénérescence musculaire, soit par trouble et défaut de vascularisation.

Dans ces conditions, le membre privé de ses moyens de nutrition naturelle, qui sont l'apport du sang nécessaire, la respiration cutanée, l'action musculaire, s'étiole tous les jours, les tissus deviennent flasques, la peau s'épaissit, et la fracture n'a aucune tendance à se solidifier.

C'est probablement frappés par l'expérience de ce fait que Celse et les anciens, dans les cas de non consolidation des fractures, faisaient marcher les malades après avoir enlevé leurs appareils de contention très-solides, quoique très-primitifs (atelles de foin, etc.) essayant de provoquer une inflammation dans le foyer de la fracture.

C'est à leur exemple que les chirurgiens employèrent plus tard des moyens variés et agissant de la même façon, tels que : pointes de feu, chevilles d'ivoire de Dieffembach, résection des extrémités osseuses, injection de liquides irritants; mais tous, pendant la durée du traitement, laissaient les appareils contentifs en place, ce qui, loin d'aider la guérison, l'entravait bien souvent.

Or, on sait que chez un individu sain, chez les peuples sauvages et chez les animaux eux-mêmes, une fracture livrée à elle-même guérit souvent spontanément, tandis que chez un individu atteint de faiblesse constitutionnelle, les traitements les mieux dirigés restent souvent inefficaces.

Aussi attribuons-nous, avec M. Broca, la plupart des retards de consolidation à la faiblssse constitutionnelle et à l'affaiblissement de la vitalité du membre, aggravé ou non par l'application d'appareils contentifs imperméables, et croyons-nous qu'il faut, avant tout, donner au membre des conditions d'existence meilleure, en l'abandonnant à lui-même, à l'air et à la lumière, afin de réveiller la vitalité des tissus.

Dans cette pensée, nous avons vu M. Broca s'adresser à la pointe de Malgaigne, qui, pendant qu'elle laisse le membre à découvert, peut réaliser les trois indications locales des retards de consolidation et des pseudarthroses, qui sont la coaptation préalable des fragments, leur immobilisation et l'excitation de leurs extrémités.

Nous savons que la pointe immobilise parfaitement les fragments, et ne produit qu'une excitation légère.

Certes cette excitation n'est pas à comparer avec celles que l'on a l'habitude de produire dans les pseudarthroses vraies, quand on applique des chevilles d'ivoire, la pointe de feu, ou qu'on pratique la résection des extrémités, etc...; mais ,sans avoir la moindre gravité, elle est parfaitement suffisante dans les retards de consolidation.

Pour ces raisons, la pointe de Malgaigne emporte une indication capitale dans les retards de consolidation, et nous pensons qu'elle doit être appliquée jusqu'au douzième ou quinzième mois après la fracture. Que si, à cette époque, la légère excitation qu'elle produit n'a pas été suffisante pour entraîner la consolidation, il n'y aura eu ni grand temps perdu, ni danger couru, et l'on devra alors s'adresser aux moyens spécialement dirigés contre les pseudarthroses.

Pour cette même raison la pointe de Malgaigne sera contre-indiquée, comme insuffisante, lorsque la pseudarthrose sera plus ancienne, ou qu'on la saura complétement constituée.

Dans les retards de consolidation de la cuisse, l'application de la pointe devra durer environ un mois, dans ceux de la jambe une vingtaine de jours ; en un mot la durée variera suivant l'importance de l'os et l'état général du malade.

Mais tandis que Malgaigne et M. Lefort, ne demandant à la pointe que l'immobilisation des fragments, l'appliquent, même dans les retards de consolidation, à cinq centimètres du foyer de la fracture, nous l'applipliquons, avec M. Broca, le plus près possible du foyer de la fracture, afin de communiquer une certaine excitation aux extrémités des fragments.

L'indication de la pointe sera tout aussi précise dans les fractures de la cuisse, où nous avons vu, par les observations de M. Ollier, que la pointe pouvait traverser son épaisse couche musculaire, sans déterminer aucun accident inflammatoire grave.

CHAPITRE IV

OBSERVATIONS.

Obs. I (communiquée par M. Piéchaud). — Le 25 novembre 1858, Jules H..., 47 ans, journalier, entre à l'hôpital Necker, salle Saint-Pierre, lit. 41, service de M. le professeur Broca.

Cet homme était au Champ-de-Mars, occupé à décharger un camion de caisses d'un poids, considérable, lorsqu'il bascula avec l'une des caisses sur lesquelles il était monté, et tomba d'abord sur les pieds, puis sur le siége. Des caisses avaient suivi, et l'une d'elles, à ce qu'il croit, aurait heurté la jambe pendant le trajet de la chute.

Le lendemain M. Broca constate une fracture oblique de la jambe droite, siégeant un peu au-dessus de la partie moyenne. Le fragment supérieur est porté en arrière et en dehors, l'inférieur en avant et en dedans faisant saillie sous la peau. Le chevauchement est considérable.

M. Broca réduit la fracture et applique un appareil de Scultet.

Le 1er décembre l'appareil est levé. Les fragments ont repris leur position première. Soulevée par le fragment inférieur, la peau est d'un rouge luisant qui dessine, par une traînée plus accentuée la direction de la fracture. Une petite eschare de 5 à 6 millimètres dans tous lés sens se montre sur la face interne du tibia à égale distance des bords antérieur et interne, et directement en regard du point le plus saillant du fragment inférieur. La fracture est de nouveau réduite et l'appareil de Scultet réappliqué; seulement M. Broca fait porter l'extrémité inférieure de l'attelle antérieure sur une pointe de ouate, afin d'obtenir sur le fragment dévié une pression suffisamment soutenue pour le maintenir réduit.

Les jours suivants le fragment inférieur paraît rentrer et se réduire; l'eschare ne s'étend plus et reste très-limitée.

Le 15 décembre, le malade accuse de la douleur dans le siége de la fracture et se montre indocile. La douleur continue les jours suivants, et pour la soulager, le malade, de plus en plus indocile, modifie ou défait l'appareil.

Le 21, le membre engorgé autour de la fracture est placé dans une gouttière en fil de fer.

Le 24, on trouve la petite eschare soulevée par une goutte de pus, et tout autour la peau d'un rouge luisant. Le malade a souffert la nuit précédente. Après avoir enlevé l'eschare, M. Broca pressant la peau de bas en haut, fait sortir 2 à 3 grammes de pus. La direction des pressions que l'on est obligé de faire pour chasser au dehors cette petite collection purulente indique que le pus vient du foyer de la fracture, ou tout au moins de la partie superficielle de ce foyer. On constate, malgré l'engorgement, que le déplacement est en partie reproduit : pansement phéniqué.

Le 26, la suppuration a un peu diminué, mais l'engorgement résultant du travail inflammatoire des jours précédents est considérable. M. Broca applique la pointe de Malgaigne sur le fragment inférieur, de 6 à 7 centimètres au-dessous du foyer de la fracture. La réduction est obtenue.

La pénétration de la pointe à travers les tissus produit une douleur vive, mais qui se calme aussitôt après.

Le lendemain, rien de particulier, si ce n'est une indolence absolue.

Le 31 décembre, la suppuration au niveau de l'eschare est complétement tarie, et l'inflammation du membre résolue en grande partie. Plus de douleur aucune.

Le 1er janvier 1879, un peu de rougeur se montre autour de la pointe : pansement phéniqué.

Le 2 janvier, la rougeur a augmenté ; la peau se relève autour de la pointe.

Le 3, un petit liséré ulcéré borde la pointe, la rougeur a encore augmenté d'intensité.

Le 4 et le 5, la petite ulcération gagne en étendue ; les alentours de la pointe se tuméfient.

Le 6 janvier, la pointe est enlevée. A ce moment l'ulcération formait autour de la pointe un cercle de 2 millimètres de large, et la rougeur s'étendait à 2 centimètres au delà. Les fragments sont adhérents ; le membre est laissé dans sa gouttière.

Le 15 janvier, la plaie suppurante laissée par la pointe est couverte d'une pellicule cicatricielle d'aspect rougeâtre, collée à l'os ; la consolidation n'est pas complète ; le fragment dévié s'est de nouveau reporté en dedans : phosphate de chaux.

Quelques jours après, le membre est laissé complétement libre. La consolidation se fait lentement ; le cal reste sensible.

Le 17 mars, le malade part pour Vincennes. A ce moment la consolidation semble terminée ; mais le malade ne peut appuyer que faiblement sur sa jambe. Le fragment inférieur, sur la face interne, fait une saillie de 2 millimètres environ ; et à ce niveau une pression un peu forte ramène de la douleur. Le mollet est dur. Il y a un raccourcissement de 18 millimètres. La peau, au niveau du point où la pointe a été appliquée, est restée collée à l'os, et on sent au-dessous du doigt un tubercule lenticulaire qui peut présenter 5 à 6 millimètres de diamètre sur 2 millimètres d'épaisseur en son centre.

Le malade reste quarante-cinq jours à Vincennes, puis revient à l'hôpital Necker. Il ne peut encore s'appuyer sur sa jambe, et dit avoir souffert les jours précédents au niveau de la fracture.

Après quatre jours, il retourne à Vincennes, où nous le voyons le 2 juin. Il marche avec un bécquillon, mais pourrait s'en passer. Le tubercule lenticulaire n'est point sensible.

Dans cette observation, la pointe de Malgaigne, réduisant le déplacement, a pour ainsi dire enrayé les accident de suppuration qui étaient en train d'évoluer. A ce moment la peau était tellement inflammée, et le déplacement à ce point résistant, que tout moyen, autre que la pointe, qui eût été capable de maintenir la réduction, eût certainement produit des accidents de mortification.

Obs. II. — Le 22 novembre 1878, Paul Jault, 37 ans, menuisier, entre à l'hôpital Necker, salle Saint-Pierre, lit n° 30, service de M. le professeur Broca.

Cet homme porte une fracture compliquée de la jambe droite, située un peu au-dessus du tiers inférieur.

Il raconte qu'il travaillait sur un toit à une hauteur d'environ 4 mètres, lorsqu'il est tombé sur les pieds.

La fracture est réduite sur-le-champ et le membre enfermé dans un pansement ouaté.

Le 13 décembre, M. Broca enlève ce pansement. Le fragment inférieur, complétement dénudé sur une surface rectangulaire mesurant 1 centimètre carré, se montre au milieu de la plaie que recouvrent de nombreux bourgeons charnus, et paraît notablement dévié en dedans, tandis que le pied est porté en dehors.

Le membre est placé dans une gouttière. Pansement phéniqué.

Le 15 décembre. M. Broca applique la pointe de Malgaigne sur la portion d'os dénudée, et réduit le fragment dévié sans que le malade éprouve de douleur.

Le 21, la pointe est enlevée; le déplacement ne se reproduit pas. La plaie bourgeonne. On continue le pansement phéniqué.

Le 22 janvier 1879, M. Broca enlève la portion d'os nécrosée elle mesure 10 millimètres sur 13, avec une épaisseur moyenne de 4 millimètres, l'un des angles portant un prolongement de 1/2 centimètre, et présente à sa surface un petit trou qui pourrait admettre la pointe d'une épingle, et qui résulte de la pression de la pointe de Malgaigne.

Les jours suivants la plaie se recouvre de bourgeons charnus de bon aspect.

Le 31, le malade enlève du milieu des bourgeons charnus un petit fragment d'os du volume d'un grain de blé.

Vers le 10 février, une matière grisâtre, indiquant la forme pulpeuse de la pourriture d'hôpital, se montre à la surface des bourgeons charnus : pansement avec du jus de citron, puis avec une solution d'acide citrique. Huit jours après les bourgeons avaient de nouveau bon aspect, et on reprenait le pansement phéniqué.

Mais la suppuration ne tarit pas et dans les premiers jours de mars une nouvelle portion d'os dépouillée de périoste se montre au milieu des bourgeons charnus. M. Broca excise les bourgeons exubérants, mais l'os tient solidement.

Le 7 avril, le malade part pour Vincennes.

Le 18, il rentre à Necker.

Le 3 mai, M. Broca enlève la portion d'os nécrosée ; elle a les mêmes dimensions que la première enlevée, sauf qu'elle n'a que 2 millimètres d'épaisseur.

Le 20 mai, le malade retourne à Vincennes, où nous l'avons vu le 2 juin. Il nous dit que, le 28 mai, il a extrait lui-même un fragment d'os du volume d'un petit grain de blé. Depuis, la cicatrisation de la plaie a fait des progrès considérables ; la suppuration est presque tarie.

Le malade marche avec un becquillon, mais pourrait s'en passer. La jambe ne présente pas de raccourcissement.

Dans cette observation, la pointe de Malgaigne portant sur une portion d'os mort a assuré la réduction, la contention et la facilité du pansement avec les bénéfices du membre laissé à l'air sans la possibilité du plus petit danger.

Obs. III. — Le 26 février 1879, Schuller (Mathias), 30 ans, polisseur, entre à l'hôpital Necker, salle Saint-Pierre, lit 47, service de M. le professeur Broca.

Cet homme se trouvait tout près d'une meule de 1m,60 de diamètre qui tournait avec une vitesse de 600 tours à la minute lorsqu'elle a éclaté. Jeté à terre par les éclats qui l'ont atteint aux jambes et à la tête, il est resté une demi-heure environ sans connaissance.

Rapidement transporté à l'hôpital, les deux jambes sont placées dans deux gouttières. La température est de 38,6.

Le lendemain, M. Broca constate : *à la jambe droite*, la fracture complète des deux os, siégeant un peu au-dessous de la partie moyenne, avec plaie de 2 à 3 centimètres de long sur un demi-centimètre de large, entourée complétement par une contusion de 2 centimètres de large. Il s'écoule de cette plaie du sang peu coloré que surnage une quantité notable d'huile. La fracture est dirigé de haut en bas et de dedans en dehors; le fragment supérieur fait saillie en avant et surtout en dehors. Après la réduction qui est assez difficile, M. Broca enferme le membre dans un pansement ouaté.

A la jambe gauche, les deux os sont fracturés aussi, mais un peu au-dessus de la partie moyenne, et la fracture est oblique en bas et en dedans; il semble que les deux jambes ont été fracturées comme en fauchant, et par le même fragment de meule, car la direction des deux fractures suit une même ligne droite. Il n'y a pas de plaie mais une éraflure de la peau de 9 centimètres de long sur 3 à 4 centimètres de large. Pas de déplacement des fragments. On applique un appareil de Scultet.

A la face, ecchymose des deux paupières de l'œil droit, et à l'angle externe du même œil, ecchymose rouge vif sous-conjonctivale, en forme de cône avançant jusqu'au tiers moyen du globe oculaire.

Troubles de la vue : brouillard, ambliopie.

Céphalalgie assez intênse, insomnie : glace sur la tête.

Aucune réaction fébrile, la température et le pouls sont surveillés avec soin.

Le 6 mars, en examinant la jambe gauche, on trouve le fragment supérieur du tibia faisant une forte saillie en dedans; la peau est rouge livide, adhérente à l'os. La contusion au devant de la saillie menace de se transformer en plaie. M. Broca réapplique l'appareil de Scultet, et repousse ce fragment dévié à l'aide de la pointe de coton de Denonvilhiers.

Le 12, grande mobilité, réduction très-facile, mais le déplacement se reproduit ensuite; la vitalité de la peau est menacée par la pointe du fragment supérieur. Le membre est placé dans une gouttière en fil de fer, et la pointe de Malgaigne lappliquée à 8 centimètres au-dessus de la fracture.

Au moment où la pointe pénètre la peau, il y a une douleur légère, du reste vite disparue. La coaptation est parfaite, et la crête du tibia non interrompue. La peau est déprimée et enroulée autour de la pointe. Ni le soir, ni les jours suivants il ne survient plus de douleur aucune. Les tissus montrent une tolérance toute particulière pour la pointe.

Le 20, l'ecchymose sous-conjonctivale est résorbée; il ne reste plus que le sommet du cône. L'état général est excellent; on supprime la glace.

Le 26, la peau ne présente pas la moindre trace de rougeur; elle est toujours ombiliquée, et présente encore son aspect enroulé. On enlève la pointe; il s'écoule une goutte de sang noir, mais pas de pus. La peau, au niveau de la fracture, est terne, flétrie, ridée, et ne présente plus la moindre trace d'inflammation. Les fragments sont adhérents, la coaptation paraît parfaite; le membre est laissé dans sa gouttière.

Le 2 avril, l'appareil ouaté de la jambe droite est enlevé. On trouve une plaie de peu d'étendue et couverte de bourgeons charnus. Le fragment supérieur s'est porté en dehors, et un peu en avant. La consolidation est presque nulle. Le membre est placé dans une gouttière; il est considérablement raccourci. Pansement sec. M. Broca prescrit le phosphate de chaux.

Le 11 avril, on retire le membre gauche de la gouttière dans laquelle il avait été maintenu, et, chose dont on ne s'était point aperçu jusque-là, le membre est courbé en dedans. Les fragments sont adhérents; la jambe est laissée à l'air. Il paraît y avoir un raccourcissement, mais la mensuration n'en est pas possible, la jambe droite étant plus courte que celle-ci de 6 centimètres.

Dans les jours suivants la consolidation se complète lentement, pendant que la jambe droite en est encore presque totalement dépourvue. La plaie se ferme.

Dans cette observation, en comparant les résultats obtenus à chaque jambe, la différence de la gravité des deux fractures ne paraît pas suffisante pour expliquer la différence des résultats, et il faut reconnaître que la pointe a eu quelque mérite.

La courbure du tibia nous paraît due à la contraction musculaire qui a entraîné le fragment inférieur en haut et en dehors, le faisant glisser sur le fragment supérieur dont la surface de section, dirigée dans le même sens, était dépourvue de dentelures.

Obs. IV (communiquée par M. Piéchaud). — Le nommé Lampy, âgé de 38 ans, concierge, est entré le 12 janvier 1879 à l'hôpital Lariboisière, salle Saint-Louis, n° 20, service de M. le Dr Labbé.

Cet homme, le matin même, est tombé sur les pieds d'une hauteur peu considérable. Vive douleur; il ne peut se relever.

Quand il arrive à l'hôpital, nous constatons une fracture de la jambe droite, siégeant à six travers de doigt au-dessus de l'articulation tibio-tarsienne. Le pied est déjeté en dehors avec le fragment inférieur. Le fragment supérieur fait une forte saillie sous la peau; il est allongé, pointu, taillé dans l'épaisseur de la face interne du tibia.

Le déplacement est compliqué d'une grande contracture des muscles de la jambe, qui malgré des efforts de traction assez énergiques ne permettent pas tout d'abord de réduire la fracture. On doit donner du chloroforme, et la réduction paraît à peu près complète, autant que permet d'en juger un gonflement déjà considérable.

Pendant que le malade est sous le chloroforme, on applique un solide appareil plâtré.

Peu à peu, sous le plâtre, le gonflement diminue.

Le trente-cinquième jour, on reconnaît, après avoir débarrassé le membre des attelles plâtrées, que le déplacement est en grande partie reproduit. La consolidation est nulle ou à peu près.

M. le Dr Peyrot, qui remplace M. Labbé, songe alors à la pointe de Malgaigne comme moyen de réduction, mais il n'accepte son application qu'après s'être assuré de la résistance du déplacement, que la pression méthodique avec de la ouate, ou les tentatives nouvelles de coaptation n'arrivent pas à vaincre.

Voici le procédé mis en usage : la jambe jusqu'au-dessus du genou est placée dans une gouttière plâtrée très-ouverte en avant, et de plus échancrée sur la partie interne au niveau de la fracture.

Le membre muni de sa gouttière plâtrée est placé dans une autre gouttière en fil de fer garnie d'une alèse pliée en plusieurs doubles, qui rend immobile le membre blessé et permet d'appliquer la pointe sans crainte de la voir dévier dans aucun sens.

L'instrument choisi est une pointe en acier, mobile transversalement sur une rainure pratiquée dans l'arc flexible qui la supporte. Cet arc, à ses deux extrémités, présente d'un côté une courroie solide, de l'autre une agrafe qui doit fixer cette courroie. C'est ainsi que le tout est solidement attaché sur la gouttière en fil de fer.

M. le Dr Peyrot, du premier coup, enfonce suffisamment la pointe dans le fragment supérieur, à trois travers de doigt du foyer de la fracture, pour que la réduction soit complète. La saillie du fragment supérieur a complétement disparu.

L'introduction de la pointe est douloureuse. La douleur est vive pendant une demi-heure, une heure peut-être. Elle continue ensuite avec moins d'intensité pendant toute la journée et une partie de la nuit; mais au dire du malade, qui est cependant très-pusillanime, cette douleur est supportable. Le fait est, qu'averti de la précaution qu'on aura de lui faire un piqûre de morphine, s'il souffre trop, il ne réclame pas cette piqûre.

Dans la suite il n'est plus question de la moindre souffrance.

Tout autour de la pointe. la peau est déprimée en ombilic, d'un blanc mat, sans la moindre réaction inflammatoire, sans le moindre suintement. Au-dessus et au-dessous les tissus ne présentent pas d'œdème. La température générale n'augmente pas ; elle est normale.

Le vingtième jour de l'application on enlève la pointe. Son extraction très-facile ne provoque pas de douleur, mais dans la journée on voit le fragment supérieur se déplacer un peu et venir de nouveau faire saillie sous la peau. Cette saillie, peu considérable, peut être négligée. Dans le point où a pénétré la pointe, une petite plaie qui se recouvre d'une cicatrice noirâtre à fleur de peau, qui se dessèche et ne suppure pas. Rien de particulier à noter à cet égard.

Le bénéfice de la pointe ayant été obtenu, on n'a plus qu'à chercher la consolidation. Il suffit pour cela de laisser à l'air libre le membre fracturé, sans appareil, pendant une huitaine de jours, puis d'appliquer un appareil silicaté, qui est enlevé vingt ou vingt-cinq jours plus tard.

A quelle cause, dans cette observation, convient-il d'attribuer le défaut total de la consolidation au quarantième jour de la fracture? Probablement à la direction des fragments, à leur écartement.

Mais nous savons qu'il arrive assez souvent, lorsqu'on enlève, au bout de six semaines, un appareil qui contenait une fracture, de ne pas trouver grande trace de consolidation, et qu'il suffit alors de laisser le membre à l'air pour voir la consolidation se former rapidement.

La pointe de Malgaigne était indiquée par la résistance du déplacement aux moyens ordinaires de réduction et aussi par la nécessité de laisser le membre à l'air.

Obs. V. — Le 4 mars 1879, à 6 heures du soir, Novarine (Jules), 36 ans, bijoutier, entre à l'hôpital Lariboisière, salle Saint-Louis, lit n° 13, service de M. Labbé, pour une fracture de la jambe gauche.

Cet homme est en état d'ivresse. Il raconte cependant que sa fracture, qui date de trois jours, est le résultat d'une chute de terre à terre faite sur le trottoir après avoir glissé. Il ne croyait pas à une fracture, et persuadé qu'il n'avait besoin que de réparer ses forces, il n'a pas ménagé l'alcool pendant les trois jours qu'il est resté chez lui. Cet homme a depuis longtemps contracté des habitudes d'ivrognerie, et les facultés mentales ne paraissent pas bien assises.

La fracture siége à l'union du tiers moyen avec le tiers inférieur; elle est oblique en avant, en bas et un peu en dedans. Le fragment inférieur est un peu déprimé. Il y a peu de gonflement; le chevauchement est peu sensible. On place le membre dans une gouttière et on le recouvre de compresses imbibées d'une solution phéniquée.

Le 5, après avoir assuré la coaptation, M. Peyrot, qui remplace M. Labbé, met un appareil plâtré. Dans la soirée le malade est pris de délire alcoolique; il arrache de force son appareil, veut se lever; quand on arrive près de lui, on le trouve secouant, à l'aide de sa main, son pied dont il voulait se débarrasser, disait-il. On lui met la camisole de force, et toute la nuit il fait des efforts désespérés pour s'en débarrasser.

Le 6, au matin, il paraît assez calme. On remet assez facilement les fragments en place, et on applique un nouvel appareil plâtré.

Les jours suivants le malade est indocile; il ne cesse de s'agiter, et l'appareil sans cesse ébranlé finit par céder au bout de douze jours. Le déplacement s'était reproduit et paraissait même plus accusé que les premiers jours.

M. Peyrot fit la réduction du mieux qu'il se put, et appliqua un troisième appareil plâtré. Cependant la réduction complète n'avait pas été obtenue. Le fragment supérieur faisait saillie en avant. M. Peyrot tenta de le maintenir réduit à l'aide de la pointe de coton; mais celle-ci amenait du jour au lendemain une rougeur notable, la peau se montrant à son endroit d'une sensibilité exagérée, et il était nécessaire de changer son point d'application.

C'est alors que la pointe du fragment supérieur menaçant la peau, l'appareil à vis de Malgaigne fut appliqué le 7 avril, à quatre centimètres et demi au-dessus de la fracture. M. Peyrot se contenta de rapprocher les fragments, sans chercher à obtenir une réduction complète.

Au moment de la pénétration de la pointe, le malade accusa une douleur vive, mais qui disparut après vingt minutes pour revenir avec une intensité notable pendant la première nuit qui fut sans sommeil.

Le lendemain toute douleur avait disparu et le malade se montrait plus docile.

Le 22 avril, un peu de rougeur se montre autour de la pointe

Le 24, la rougeur s'est un peu étendue, et une petite ulcération circulaire de 1 millimètre de large entoure la pointe pansement phéniqué.

Le 27, l'ulcération et la rougeur ont à peine augmenté; le malade n'accuse aucune douleur, mais un peu d œdème se montre sur le côté externe de la jambe, le long de la crête du tibia.

Le 28, l'état local est le même, la pointe est enlevée; il s'écoule deux ou trois gouttes de sang mêlé d'un peu de pus. Le membre est laissé dans l'appareil plâtré.

Le 29, l'œdème a augmenté un peu, mais la rougeur a diminué autour de la petite plaie. Celle-ci est recouverte d'une croûte noire. On sent sous le doigt que le fragment supérieur s'est un peu relevé.

Le 1er mai, la rougeur a disparu; le membre est retiré de l'appareil plâtré. L'œdème a un peu diminué. Les fragments sont adhérents, mais le col est encore flexible; le fragment supérieur paraît relevé de 1 millimètre. Le membre est placé dans une gouttière avec de la ouate.

Le 16, la consolidation est très-avancée; on applique un appareil silicaté.

Le 30, le malade part pour Vincennes.

Obs. VI. — Le 13 juillet 1878, Ernestine Potier, 25 ans, sans profession, entre à l'hôpital Necker, salle Sainte-Marie, service de M. le professeur Broca.

Cette femme, d'un tempérament lymphatique, est d'un embonpoint exagéré et plutôt lié à une faiblesse constitutionnelle qu'à une force vitale naturelle. Sa jambe gauche a été fracturée au niveau de la partie moyenne par un coup de pied qu'elle a reçu dans une rixe.

M. Broca reconnaît une fracture oblique en bas et en avant, en opère facilement la réduction, applique un appareil de Scultet et prescrit le phosphate de chaux.

Le 1er août, M. Monot, qui remplace M. Broca, fait mettre un appareil plâtré, la fracture ne présentant aucune trace de consolidation.

Le 31, cet appareil est levé. La consolidation n'a avancé que fort peu. Le membre est laissé à l'air ; mais des douleurs surviennent rapidement au niveau de la fracture, et le 6 septembre on remet un appareil plâtré qui reste jusqu'au 24 septembre.

A cette époque le cal est très-flexible, et on laisse le membre à l'air jusqu'au 1er octobre, jour où on applique un troisième appareil plâtré.

Le 15 octobre, cet appareil est enlevé ; le cal a conservé la même flexibilité. Le membre est laissé à l'air jusqu'au 23 octobre, jour où M. Monot fait remettre un nouvel appareil plâtré.

Le 6 novembre, M. Broca enlève cet appareil et constate, non pas une véritable pseudarthrose, mais un défaut de consolidation du cal. Il abandonne le membre à l'air.

Le 3 décembre, la consolidation n'ayant pas avancé, M. Broca place le membre dans une gouttière garnie d'une alèse et de ouate, et après l'avoir convenablement assujetti, applique la pointe de Malgaigne dans le lieu même de la fracture.

La pénétration de la pointe produisit une douleur assez vive, mais qui disparut quelques instants après, pour reparaître au bout de quelques heures et persister pendant trois jours.

La malade rapportait cette douleur bien plus à la malléole interne qu'au lieu d'implantation de la pointe.

La peau resta déprimée tout autour de la pointe ; à peine si elle présentait une légère rougeur avec un très-petit liséré ulcéré, lorsque M. Broca retira la pointe le 24 décembre. Deux ou trois gouttes de sang noir mêlé de pus s'échappèrent du petit trou laissé par la pointe. Le cal n'était plus flexible. M. Broca laissa le membre à l'air et fit mettre sur la petite plaie de la charpie imbibée d'une solution phéniquée au cinquantième.

Dès le lendemain la plaie qui présentait de 5 à 6 millimètres de diamètre était recouverte d'une croûte noire, ramollie par l'humidité du pansement. Dix jours après la cicatrice était complète.

La jambe présentait à la mensuration un raccourcissement de près de 2 centimètres et une légère concavité en dedans.

Lorsque la malade sortit de l'hôpital, le 22 janvier 1879, elle pouvait déjà s'appuyer sur sa jambe.

Nous avons revu cette femme le 28 mars. Elle marche presque aussi péniblement qu'au moment de sa sortie de l'hôpital; le mollet est dur, et le cal devient sensible lorsqu'il a à supporter le poids du corps. La courbure du tibia nous paraît avoir augmenté.

D'où provient cette lenteur dans la consolidation définitive?

Nous interrogeons cette femme. Elle a repris ses anciennes habitudes; elle boit beaucoup tous les jours (vin blanc et surtout eau-de-vie), l'alcoolisme est à peu près permanent.

Elle nous confesse, en outre, que pendant tout le temps qu'elle est restée à l'hôpital, sauf le dernier mois, elle a reçu chaque dimanche, au moins un litre d'eau-de-vie de Cognac.

Le retard de la consolidation chez cette malade nous paraît devoir être rapporté à la mauvaise constitution, à l'alcoolisme.

La pointe, excitant les tissus, a provoqué la consolidation du cal, tout en laissant le membre à l'air, et maintenant l'immobilité.

Obs. VII. — Le 23 décembre 1879, Ménard (Louis-René), 64 ans, palefrenier, entre à l'hôpital de la Charité, salle Saint-Jean, lit 4, service de M. le professeur Trélat.

Cet homme se présente pour une fracture non consolidée de la jambe gauche. Il raconte] que le 12 septembre, étant à la campagne avec ses maîtres, il fut renversé par un cheval attelé à une voiture et qu'une roue passa sur sa jambe. Le médecin de la localité plaça le membre dans un appareil de Scultet qu'il levait tous les deux ou trois jours.

Vers le 1er octobre, l'appareil fut enlevé et la jambe laissée à l'air, entre deux coussins, pendant huit jours, au bout desquels fut appliqué un appareil silicaté qui le fit beaucoup souffrir.

Vers le 10 novembre, les douleurs devenant intolérables, l'appareil fut enlevé et la jambe laissée à l'air pendant une douzaine de jours. Le membre devint œdémateux.

Le 23, un nouvel appareil silicaté fut remis, et le malade se rendit à Paris, chez ses maîtres.

Le 21 décembre, un médecin de la ville enleva cet appareil, et la consolidation n'étant point obtenue, le malade entre à l'hôpital deux jours après.

A ce moment le membre présente de l'œdème, et quand on le soulève et qu'on l'abandonne sans support, on le voit s'infléchir en son milieu ; on le laisse à l'air.

Le 4 janvier 1879, pas de changement, on met la jambe dans une gouttière.

Le 14, on applique un appareil compressif ouaté ; l'œdème diminue.

Le 21, M. Marchand, qui remplace M. Trélat, applique la pointe de Malgaigne dans le lieu même de la fracture : douleur vive qui persiste pendant deux jours. On serre un peu plus la vis et les douleurs sont complétement calmées.

Les jours suivants, aucun accident ; la peau reste absolument saine autour de la pointe.

Le 8 février, on enlève la pointe, le membre est redevenu œdémateux comme avant la pose de l'appareil compressif. La jambe ne s'infléchit plus. Les fragments sont adhérents ; cependant la consolidation est loin d'être complète. Pas la moindre trace d'inflammation autour du petit trou laissé par la pointe. Le membre est laissé à l'air.

Six jours après, la petite plaie est cicatrisée ; mais le membre reste toujours œdémateux, la peau est écailleuse, la consolidation semble suspendue.

Le 3 mars, l'œdème persiste, mais la consolidation avance ; on remet un appareil compressif ouaté.

Le 28, l'appareil ouaté est enlevé ; la consolidation est achevée ; l'œdème a à peu près complétement disparu.

Il y a un raccourcissement de 1 centimètre.

Le malade appuie très-bien sur sa jambe. Exeat.

L'âge et peut-être l'application de deux appareils silicatés pendant un mois chacun, et dont le premier avait amené des douleurs intolérables, probablement dues à une trop forte compression, nous paraissent avoir déterminé chez ce malade le retard de la consolidation, par suite de l'affaiblissement de la vitalité des tissus et de l'étiolement du membre.

La pointe de Malgaigne, laissant le membre à l'air, c'est-à-dire lui assurant des conditions de vitalité meilleures, l'a immobilisé, a excité les tissus constituant le cal et obtenu la consolidation.

CHAPITRE V.

CONCLUSIONS.

La pointe de Malgaigne a des indications et des contre-indications précises et des règles fixes.

Elle est indiquée :

1° Dans les fractures : Lorsque, pour quelque cause que ce soit, la réduction ou la contention n'ont pu être obtenues par les moyens ordinaires, ni l'extension continue par la méthode américaine.

La pointe de Malgaigne doit alors être appliquée à environ 5 centimètres du foyer de la fracture.

2° Dans les retards de consolidation : Lorsqu'on voit que la fracture n'a aucune tendance à se consolider par le traitement hygiénique, et lorsque, le retard n'ayant pas dépassé 12 ou 15 mois, on pourra espérer que la pseudarthrose définitive n'est pas encore établie.

Et alors la pointe doit être appliquée le plus près possible du foyer de la fracture.

On ne doit jamais appliquer la pointe qu'après s'être assuré que le membre est immobile dans une gouttière bien matelassée et qu'aucune partie ne porte à faux.

La pointe est contre-indiquée : 1° dans les fractures : Tant que les moyens ordinaires de réduction n'ont pas été reconnus inefficaces, et lorsqu'il y a tendance à un état inflammatoire vrai, ou que la constitution du malade est de celles qui engendrent facilement le pus, quoi qu'on fasse pour l'empêcher.

3° Dans les retards de consolidation : Tant qu'on ne verra pas que la fracture n'a aucune tendance à se solidifier, et lorsque les pseudarthroses sont complètes et définitivement établies.

Paris. — A. PARENT, imp. de la Faculté de Médecine, r. M.-le-Prince, 29-31.

www.ingramcontent.com/pod-product-compliance
Ingram Content Group UK Ltd.
Pitfield, Milton Keynes, MK11 3LW, UK
UKHW012300240726
13966UKWH00004B/1518